Pérdida De Peso

Después de la recuperación de peso, una guía completa
para reiniciar su viaje bariátrico con confianza

*(Correr por la salud y el estado físico: la guía definitiva
para principiantes)*

Alfonso Meseguer

TABLA DE CONTENIDOS

Introducción 1

Paso A Paso 4

Actividad Física Para Adelgazar Y Sentirte Feliz 12

Obligación Familiar 19

Milanesa De Nopales Rellenos 23

Optar Por Productos Botánicos Para Adelgazar" 34

Granos Integrales En Lugar De Granos Refinados 42

El Agua. Tu Mejor Aliada 44

Consumir Snacks Nutritivos 48

¿Cuál Es La Clave Para Perder Peso De Forma Saludable?..52

Qué Son La Fuentes De Vitamina ¿D?.................58

Allá Son Dos Principal Fuentes De Vitamina D: 58

Métodos De Ayuno Intermitente 62

¡Olvídate Del Modelo De Placa! 65

Capítulo 5: Rediseñe Su Forma De Pensar Con Respecto Al Tamaño De Las Porciones..............76

Ejercicio Para Bajar De Peso...................................78

Merienda De La Tarde..81

Introducción

Con los alimentos procesados con alto contenido de grasa fácilmente disponibles en estos días, parece que muchas personas se han hinchado. De hecho, el porcentaje de personas que sufren de obesidad ha ido en aumento en los últimos años. Mientras que algunas de estas personas son indiferentes a la necesidad de perder peso, otras se han encontrado buscando productos para bajar de peso. Hay varias razones por las que las personas desean perder peso, una de las cuales se debe a la preocupación por su salud. Debido a varios sustos de salud e informes en los periódicos, las personas ahora son más conscientes de que ser obeso en realidad puede ser malo para sus cuerpos. Como tal, es posible que deseen perder el exceso de peso antes de que hayan experimentado problemas de salud y sea demasiado tarde.

El mercado de tales productos y servicios ha crecido, con ayudas para la pérdida de peso, como programas para adelgazar, suplementos para adelgazar y píldoras que se supone que restringen la ingesta de carbohidratos de su cuerpo y afirman poder ayudar a los consumidores a alcanzar el peso de sus sueños. También hay quienes eligen tomar una medida más extrema al pasar por el quirófano para reducir quirúrgicamente el tamaño de sus estómagos. Con las numerosas opciones que tenemos hoy en día, algunas personas están empezando a pensar que hay formas rápidas y rápidas de perder peso. Sin embargo, esto puede no ser necesariamente bueno para su cuerpo.

Paso A Paso

Subir Y bajar apurado la pasos de a estadio local estarán muy De acuerdo por gastar calorías, pero además tú nosotros recomendamos otro Serie de ¡Pasos!

El Principio Algunos cambios pueden ocurrir rápidamente Por ejemplo, usted pueden cambio la color de la sala de estar de su Casa en a solamente día. Existen muy pocos Pasos a seguir en ese proceso: comprar la pintura y pintar. Pero hay otros, sin embargo, Qué la de cambio a hábito de años, que único ellos pueden ocurrir después de Seguir a largo Serie de Pasos.

los Acción Ellos tienen surgido varios grupos de apoyo para a mediante de varios organizaciones casi en todas partes en los Estados Unidos. Busque en su guía telefónica preguntarle a su médico personal, o llamé a la Cámara de Comercio local o a a iglesia por que pueden localizar a a grupo que ser compatible con sus necesidades.

Estos son algunos pasos generales que debe seguir para aprovechar de estos grupos: • Obtener una evaluación o prueba de diagnóstico de un terapeuta autorizado, asesor o médico.

• llámame o escriba hacia grupo (usando la información mencionado previamente) preguntándoles que tú enviar literatura en la filosofía de la organización.

• Localizar a grupo de apoyo para que tú Quédate cerca.

- estar hecho la señal objetivo de asistir todos la veces que la grupo tú recomendar.
- asistir hacia grupo la primero tiempo Qué a simple observador (ver la cap. 9).
- **comprometerse a ser uri competidor regular en la grupo.**
- Este Listo a rendir cuentas de la asignaciones que lo sé tú hacer.
- **comprometerse a quedarse con la grupo durante todos la clima que ultimo su tratamiento.**

Tú No estarán responsable de perder todos la libras necesario, ninguno de los dos por cambio su vida por completo, de a día por otro. Tener la descansar de su vida por hazlo.

Meditación guiada para adelgazar de forma rápida y natural

Puedes ir a cualquier tienda y encontrar libros sobre la pérdida de peso, alimentos dietéticos y suplementos que pueden ayudarte, pero o no se mantendrá o puedes estar arriesgando otra parte de tu salud, todo por el bien de la pérdida de peso.

Sin embargo, lo que muchos necesitan saber es que el ¡secreto para perder peso existe dentro de tu propia cabeza! La meditación y la hipnosis han ayudado a la gente a perder peso durante años, así que ahora es tu oportunidad de ver el éxito por ti misma. Practícalo repetidamente y comenzarás a ver que es fácil perder peso de manera más rápida y natural porque tu mentalidad será diferente.

La mejor manera de practicar es con los ojos cerrados mientras estás acostada en un lugar cómodo. Hacerlo a mitad del día cuando necesitas un descanso o en la noche cuando te vas a dormir, estos son momentos óptimos para obtener los resultados que has estado esperando.

Utilizar afirmaciones para mantener el enfoque.

Sinopsis

Las afirmaciones pueden ayudarte a ponerte en marcha. Por eso es importante utilizar afirmaciones para que mantengas el rumbo. A través de estos, logrando todos sus objetivos de pérdida de peso son posibles. Todo lo que necesitas es saber qué son afirmaciones y lo que pueden hacer para que usted sea eficaz en perder peso.

Definición de afirmaciones

Las afirmaciones son simplemente cualquier cosa que pienses o digas. La gente afirma lo que esperan en la vida todo el tiempo con sus creencias y pensamientos. Por ejemplo, si cree que perder peso es imposible y difícil, así será. Pero, una vez que creyó que puede ser difícil, puede lograr entonces seguramente lo será. Debes tener en cuenta que las acciones siguen pensamientos. Entonces, con afirmaciones positivas, tus acciones también serán positivo, lo que te permitirá seguir avanzando.

Mantenerse en el curso nunca es un trabajo fácil, especialmente si rodeado de tentaciones. Por eso son útiles las afirmaciones. Éstos son algunos de ellos:
- Mantendré una dieta sana y equilibrada.
- Seguiré una dieta particular que mejorará mi capacidad para perder kilos de más.
- Haré ejercicio 1 hora todos los días y 3 días a la semana.

- Caminaré más para quemar más calorías.
- Seguiré después de 6 hábitos alimenticios.

Actividad Física Para Adelgazar Y Sentirte Feliz

Muchas personas buscan una forma de hacer ejercicio, perder peso y sentirse bien, pero les resulta difícil incluir una buena rutina en su horario. Hay algunas cosas que puede hacer para asegurarse de hacer todo el ejercicio en su día sin interrupciones. Lo primero que debe tener en cuenta es que perder peso requerirá que haga algo de ejercicio. Es posible perder peso sin hacer ejercicio, pero su recuento de calorías será tan bajo que será difícil de mantener. Esta es la razón por la que muchas personas fracasan cuando no incluyen el ejercicio. Baje de peso de una manera mucho más razonable con la combinación de dieta y ejercicio y se sentirá genial y descubrirá que su nuevo estilo de vida saludable es mucho más fácil de mantener.

Comience su rutina de ejercicios con unos simples pasos que lo pondrán en el camino correcto para desarrollar su propia rutina de ejercicios. Puede comenzar con algo tan simple como una caminata por la mañana para recargar las baterías del día. Es asombroso lo bien que se sentirá el resto del día cuando comience con una caminata de bombeo de sangre por la mañana. Levantarse media hora más temprano en la mañana es todo lo que necesita para agregar esta rutina de ejercicios a su horario.

Para aumentar su ejercicio diario, perder peso y sentirse aún mejor, puede probar algunos ejercicios con pesas. Un ejercicio que utiliza el peso aumentará su metabolismo y promoverá sus objetivos de perder peso. Mucho después de que bajes las pesas, tu cuerpo seguirá quemando calorías y te ayudará a perder peso. Ejercicio de soporte de peso, adelgaza y redefine tu cuerpo al mismo tiempo. Considere agregar treinta minutos cada dos días durante la semana para aumentar sus esfuerzos de ejercicio. Omita un programa de televisión y encontrará la hora en su horario.

Los pequeños pasos en su rutina diaria aumentarán la cantidad de actividad que tiene durante el día. Cosas como estacionarse más lejos de la puerta en el trabajo, usar las escaleras en lugar del ascensor y caminatas cortas durante la hora del almuerzo; todos pueden sumarse durante la semana para aumentar la cantidad de calorías quemadas, de modo que perderá peso.

Cuando aumente la cantidad de calorías quemadas durante el día, podrá comer más en su dieta saludable y aun así perder peso. El conteo de calorías y la pérdida de peso es una simple cuestión de aritmética. Simplemente quemar más calorías de las que ingieres hará que tu cuerpo pierda peso.

Recuerde que la calidad de sus calorías también cuenta. Coma frutas y verduras, proteínas magras, cereales integrales y una cantidad saludable de grasas y estará encaminado a una dieta bien equilibrada. Recuerde que la clave del éxito es el ejercicio, perder peso y sentirse bien para una vida larga y saludable. Es simple si se toma un poco de tiempo para encontrar aquellas áreas de su vida que podrían necesitar un pequeño cambio.

Haz algo activo que disfrutes:

Si te has detenido, lo primero que debes hacer, según los especialistas, es empezar a moverte de nuevo. Participe en un grupo de caminatas, pruebe una clase de baile o vea de qué se trata el Pelotón. Además de prevenir el aumento de peso y estimular el metabolismo, el equipo de investigación de Vieira Potter descubrió que el ejercicio también tenía efectos positivos en el estado de ánimo y la calidad del sueño. Debido a que pierde masa muscular a medida que envejece y los músculos queman más calorías que grasas, el entrenamiento de fuerza es esencial, como lo señaló el Dr. Faubion (pruebe estas ideas de entrenamiento de resistencia). Levantarse y moverse mejora su estado de ánimo y la calidad del sueño, lo que a su vez lo revitaliza para salir a correr o caminar al día siguiente. El Dr. Streicher recomienda caminar en lugar de comer y dice: "En lugar de ver a los amigos para almorzar, reúnase con ellos para dar un paseo". También dice que, si estás dispuesto a cuidar a un perro, adoptar uno es una excelente manera de motivarte para salir a caminar con más frecuencia.

Obligación Familiar

En lugar de limitarse a señalar a su adolescente para que lleve un estilo de vida más saludable, adopte estos hábitos saludables para toda la familia.

a.

Anime a toda la familia a comer más frutas, verduras y granos enteros frescos. Es importante que usted sea un buen ejemplo para todos sus hijos.

b.

Olvida la comida chatarra. Aunque los alimentos saludables a menudo cuestan más, son una buena inversión en la vida de su hijo.

c.

Pruebe nuevas recetas o alternativas más saludables a las favoritas de la familia.

d.

No permita que nadie coma mientras está sentado en el sofá. Esto frenará el comer sin sentido.

e.

Organice algunas actividades familiares, como caminatas por la noche, o visitar un centro de recreación local durante el fin de semana **11. Sea positivo en su actitud cuando ayude a su adolescente a perder peso** Tener sobrepeso no siempre lleva a una vida de baja autoestima, pero su aceptación del problema de peso de su adolescente es crítica. Recuerde escuchar las preocupaciones de su adolescente con respecto a su peso y comentar sobre sus habilidades, esfuerzos y logros.

Deje perfectamente claro que su amor por ellos es incondicional, y que no depende de cómo se vean. Ayude a su adolescente a aprender a expresar sus sentimientos de maneras mucho más saludables, por ejemplo, escribiendo lo que siente en un diario.

Si su hijo está luchando con una baja autoestima y le resulta difícil lidiar con su peso de una manera saludable, entonces considere la posibilidad de buscar un grupo de apoyo, un programa formal de control de peso o asesoría profesional para ayudarlo.

Hay muchos grupos de apoyo que le proporcionarán a su adolescente las herramientas para contrarrestar cualquier presión social y cultivar una actitud positiva. Esto les ayudará a tomar el control de su peso. Estos beneficios les durarán toda la vida.

Milanesa De Nopales Rellenos

INGREDIENTES

½ de taza de cilantro picado
8 tazas de nopalitos cocidos
4 cucharadas de aceite de oliva
4 limones (el jugo)
2 cucharadita de orégano
1 cucharadita de sal
8 filetes grandes de pechuga de pollo
800 g de pan molido
4 huevos
2 taza de aceite
Sal y pimienta al gusto
Para el relleno
2 jitomate cortado en cuadritos
2 cebolla cortada en cuadritos

MODO DE PREPARACIÓN:

1. Coloca todos los ingredientes del relleno en un tazón y mézclalos bien hasta que se incorporen perfectamente. Reserva.
2. Vierte los huevos en un recipiente y salpimiéntalos.
3. Procura que quede un poco más salado que de costumbre para darles sabor a las pechugas.
4. En un plato extendido pon el pan molido. Reserva.
5. Sumerge cada filete en la mezcla de huevo hasta que se cubra por todos lados.
6. Retíralo del plato y escurre el exceso.
7. Pásalo al plato con el pan molido y cubre perfectamente por ambos lados.

8. Repite el procedimiento con cada filete.
9. Coloca suficiente relleno en cada filete y dóblalo a la mitad.
10. Ciérralo con dos palillos.
11. En una sartén bien caliente, incorpora el aceite.
12. Una vez caliente, disminuye el fuego al mínimo.
13. Sumerge los filetes rellenos en el aceite bien caliente y deja que dore por ambos lados.

¿Cómo funcionan los suplementos herbales para bajar de peso?

La ciencia moderna es incapaz de explicar completamente la magia que contienen los ingredientes a base de hierbas para que puedan curar todas las enfermedades en un santiamén con el mayor detalle, pero en lo que todos los investigadores están de acuerdo es en que los productos a base de hierbas son siempre cien por ciento efectivos la mayoría de las veces. Así que si estás buscando otra opción para adelgazar, el consumo de productos herbales será un tiro que encontrará su marca sin error.

Los suplementos de hierbas son casi la manera perfecta de seguir un régimen de pérdida de peso, ya que son muy efectivos para acelerar la tasa de metabolismo en el cuerpo. Esto quema más calorías en una hora, de modo que los kilos de más que haya ganado después de la mousse de chocolate de postre de anoche, ¡los perderá en un abrir y cerrar de ojos con suplementos de hierbas!

Sin embargo, debe tener en cuenta que hay muchas plantas a base de hierbas que no son realmente seguras para la ingesta sin ninguna precaución, ya que vienen de la mano con algunos efectos secundarios dolorosos y riesgosos. Pero no hay necesidad de que se preocupe. La FDA ha realizado un control completo de las diversas hierbas que se consumen, para descubrir las defectuosas y marcarlas. La lista que se ofrece aquí contiene los nombres de todos esos artículos a base de hierbas que se pueden usar con seguridad, ¡con el resultado prometido a solo un paso de distancia!

Pimentón:

Esta es una hierba que contiene un ingrediente llamado pimiento. No, no es tan grande y esponjoso como el que usa en sus platos chinos y de pasta. Es un elemento que excita las glándulas salivales para hacerte babear mucho más. Cuando saliva mucho, la digestión de los alimentos comienza rápidamente y, por lo tanto, ¡la tasa metabólica en su cuerpo también se dispara! De esta manera, quemas calorías a un ritmo más alto de lo que comes, y esto mantiene el equilibrio de peso en tu cuerpo. Además, la Cayena también tiene un sabor picante con el que puedes reemplazar otras hierbas convencionales como el romero y el tomillo. Esto hace que la comida sea saludable y deliciosa, y es el elemento perfecto para su dieta.

Té verde:

El té verde es bastante similar al café en el sentido de que energiza el cuerpo y excita la mente. Con una taza de té en la mano, pronto estarás

listo para manejar cualquier trabajo aburrido o enfrentarse a un desafío difícil. Pero a diferencia del café, el té verde tiene algunas ventajas adicionales. Contiene mucha vitamina C y flavonoides, que es un antioxidante. Esto ayuda en el proceso antienvejecimiento y también mantiene el cuerpo delgado y delgado.

Algas marinas:

El ingrediente de las algas se toma en forma de tabletas o cápsulas. Es un estimulante de la tiroides. Además, contiene cromo y yodo que afectan la pérdida de peso.

Baya de acai:

Un fruto de la palma de Acai que crece en Brasil, se cree que las bayas de Acai pueden curar muchas enfermedades, desde la pérdida de peso hasta la diabetes. Las bayas también contienen una gran cantidad de antioxidantes por los que se conocen como "súper alimentos". Pero es discutible si realmente pueden ayudar a perder peso. La evidencia científica sugiere que muchas propiedades importantes de las bayas se pierden cuando se procesan para ser incluidas en los suplementos dietéticos. Probablemente sea mejor tomarlos en jugos o batidos.

Vinagre de sidra de manzana:

El vinagre de sidra de manzana, o cualquier vinagre, cuando se trata de ese asunto, ayuda a una persona a sentirse más llena cuando lo consume. Aunque no se sabe con certeza si este ingrediente puede ayudar a perder peso, se ha descubierto que el vinagre de sidra de manzana en realidad puede reducir los niveles de glucosa en sangre entre un 3% y un 4%. Además, las pruebas de laboratorio en ratas han demostrado que el vinagre puede reducir el colesterol y la presión arterial. Esto aún no se ha aplicado en ensayos en humanos.

Optar Por Productos Botánicos Para Adelgazar"

En estos días, existe una gran necesidad de que los estadounidenses con sobrepeso pierdan esos kilos de más. Estar saludable no solo los llevaría a tener un estilo de vida más saludable, sino que también literalmente aliviará su carga y mejorará su bienestar general.

Hay una larga lista de opciones de dieta disponibles. Hay programas de ejercicio, máquinas de ejercicio, suplementos dietéticos, alimentos y bebidas dietéticos, pastillas para adelgazar; incluso hay jabones que pretenden ayudarlo a perder kilos mientras se baña. Otra opción disponible para deshacerse de esos kilos no deseados es ir a base de hierbas.

Los productos a base de hierbas para bajar de peso han tenido una gran demanda para las personas que desean perder peso de forma natural. Sin embargo, cuando toma suplementos a base de hierbas para perder peso, tendrá que esperar más tiempo para obtener los resultados debido a los efectos más sutiles de los medicamentos que provienen de plantas y hierbas naturales. Aquí hay algunas opciones de pérdida de peso a base de hierbas que quizás desee considerar:

1. Productos a base de hierbas para adelgazar: Hay muchos productos de pérdida de peso a base de hierbas disponibles en el mercado ahora. Puede

consultar Internet y encontrará una gran cantidad de píldoras y productos a base de hierbas para bajar de peso. Sin embargo, tenga cuidado, ya que hay algunos productos que dicen ser seguros y naturales porque son a base de hierbas, pero algunos en realidad tienen efectos secundarios debido a una investigación no exhaustiva sobre los efectos de estos productos. Aquí hay algunos ingredientes y químicos que componen algunos productos a base de hierbas para bajar de peso que debe tener en cuenta, ya que pueden tener efectos nocivos para su salud:

- Senna: Este es un laxante a base de hierbas. Senna es un ingrediente principal en los tés para adelgazar y actúa estimulando el colon. El efecto negativo de esta hierba es la deshidratación. También puede provocar problemas de colon y volverse adictivo. Algunas personas, cuando son adictas, no pueden defecar sin él, así que ten cuidado.

- Picolinato de cromo. Este es un compuesto sintético que se encuentra en los productos de pérdida de peso a base de hierbas. El cromo es un nutriente que ayuda a regular el nivel de azúcar en sangre. Sin embargo, este ingrediente, cuando se toma en dosis altas, puede causar daño en los cromosomas. También puede provocar deshidratación.
- Hierba de San Juan. Este suplemento aumenta la producción

de una sustancia química en el cerebro. Si no se usa correctamente, puede causar sensibilidad en los ojos y la piel, malestar gastrointestinal leve, fatiga y picazón.

Aunque muchos productos a base de hierbas afirman ser seguros y naturales, es mejor examinar los ingredientes e investigar los efectos del producto en sí antes de optar por estas píldoras dietéticas a base de hierbas.

2. Alimentos orgánicos: En Wichita, Kansas, la comida orgánica ha llegado a más hogares y restaurantes. Los devotos de los alimentos orgánicos creen que consumir golosinas orgánicas ayuda a sus cuerpos y al medio ambiente. Una

persona que compra huevos y verduras criados orgánicamente afirma ser más saludable y no gasta dinero en médicos y recetas, ya que estos los mantienen más saludables y lejos del hospital. Esta también podría ser una opción para los observadores de peso, ya que se sabe que los alimentos orgánicos son más amables con su peso que los productos alimenticios procesados químicamente.

3. Té verde: Los estudios demuestran que la ingesta de té verde o extractos de té verde quema calorías adicionales. Además, el té verde con cafeína puede aumentar la quema de grasa hasta en un 40%, reduciendo así la grasa. Esta es una buena opción para quienes desean adelgazar. En un estudio realizado, se encontró que las personas que tomaron

té verde perdieron de 2 a 3 veces más peso que aquellas que no tomaron té verde. Estos resultados muestran que el té verde es un producto natural para el tratamiento de la obesidad. Por lo tanto, también lo convierte en una opción dietética más saludable, sin mencionar los buenos efectos que tiene en el cuerpo en comparación con la cafeína. Una taza de té proporciona un impulso energético inmediato sin los efectos secundarios de la cafeína.

4. Cafeína: El café proporciona un impulso de energía para aumentar la quema de grasa. La cafeína también brinda la posibilidad de estar activo, lo que a su vez aumenta la tasa de quema de calorías.

Granos Integrales En Lugar De Granos Refinados

En un estudio reciente, un grupo de personas obesas con síndrome metabólico fue dividido en dos grupos. El síndrome metabólico es un conjunto de factores de riesgo que aumentan el riesgo de diabetes y enfermedades cardíacas. Se aconsejó a ambos grupos que redujera las calorías durante un total de 12 semanas, pero a un grupo se le dijo que comiera solo cereales integrales o productos integrales, mientras que al otro se le pidió que no considerara comer ningún alimento integral.

Al final ambos grupos mostraron éxito en la pérdida de peso, ambos experimentando una disminución de su grasa corporal, sin embargo ;las personas que pertenecen al grupo que comerá sólo cereales integrales han reducido el peso rápidamente, también han experimentado otros beneficios pero las personas que pertenecen al grupo de los granos refinados no obtuvieron otros beneficios

El Agua. Tu Mejor Aliada

Para todas nuestras funciones orgánicas necesitamos agua. Agua pura, no jugos ni refrescos, sino AGUA. Por algo escuchan constantemente que el agua es vida y es que nuestro cuerpo es incluso aproximadamente 70% agua.

El agua es realmente vital para lograr y mantener nuestras metas y para disfrutar de un organismo sano.

Se estima que, entre: orina, defecaciones, sudor y respiración se pierden unos 2 litros de agua por día. Esto significa que es agua que debemos reponer para que nuestro cuerpo siga funcionando adecuadamente y que dentro de esas funciones mantenga nuestro metabolismo activo.

Dependiendo de la edad, el género, el nivel de actividad física y condición orgánica cada individuo deberá reponer más o menos agua.

Lo que pasa cuando no lo hacemos es que nuestro cuerpo se deshidrata y en presencia de deshidratación también tendremos retención de líquido como respuesta compensatoria. En presencia de esta retención de líquido ocurrirá lo mismo que con la retención causada por exceso de sodio. Quemamos grasa corporal con menos eficiencia.

Forma #2:
Condimentar tú comida.

¿Te gusta la comida picante? Si es así, este consejo será música para tus oídos o más bien para tú lengua. Comer alimentos picantes puede temporalmente aumentar tu metabolismo por arriba del 8% lo que aumenta la tasa de quema de calorías de tú cuerpo, también se ha encontrado que anima a las personas a comer lentamente que es bueno para tú metabolismo también, de acuerdo con Jaclyn London dietista clínica sénior en el Mount Senai hospital en Nueva York las especias tienen propiedades antinflamatorios que agregan un sabor que contribuyen a la sensación de plenitud en tu vientre, pero con un mar de especias para elegir como puedes encontrar las que te ayudaran a perder las ganas de comer, bien, podrías probar uno de estos 4 picantes fantásticos. El chile en polvo que es rico en capsaicinoides requiere más energía para procesar otros alimentos, lo que hace que comas más despacio, también puede afectar tus preferencias dietéticas y enviarte al lado de la planta. El jengibre molido trae los niveles de azúcar en la sangre a la normalidad lo cual es muy importante para la estabilidad del peso, podrías intentar espolvorearlo en tus papas fritas o incluso agregarlo al yogurt griego. La especia india que a todos nos encanta en los platos con curri, la cúrcuma combate las células grasas al evitar su crecimiento y hacerlas más pequeñas. Finalmente el fuerte olor a ajo en polvo te hará comer más despacio y en bocados más pequeños lo que te impedirá comer en exceso y ayudara a acelerar tu metabolismo.

Consumir Snacks Nutritivos

Come más pero no a las horas de comida, sí, lo oíste bien, uno de los mayores errores que cometen las personas que quieren perder peso es alargar el tiempo entre sus comidas, si bien esto puede sonar lógico en realidad termina haciéndote sentir completamente hambriento antes de cada comida, por lo que comes más de una vez, también es más probable que comer rápido que es algo que definitivamente no es recomendable. Comer bocadillos saludables como semillas de girasol, almendras, rebanadas de manzanas, nueces mixtas, galletas de trigo integral, yogurt griego con frutas y queso bajo en grasa tenlos a la mano y cómelos cada pocas horas, por otro lado las verduras frescas vienen en todo tipo de variedades, como los pepinos con humus, chips de col risada o apio. ¿Quién dijo que tu bocadillo saludable debe ser aburrido y simplón?

Forma #4:

Duerme más.

Apuesto que te encantara este, resulta que dormir más en realidad puede evitar que te deshagas de los kilos no deseados, descansar adecuadamente es realmente importante para que tu cuerpo funcione bien, un estudio en la universidad de Colorado Estados Unidos encontró que la gente a dieta consumió 6% menos calorías cuando duermen lo suficiente el experimento fue así: 16 jóvenes adultos sanos pasaron 2 semanas en el hospital de la universidad que tiene una suite para dormir especial, suena muy dulce correcto, al principio todos ellos tuvieron 9 horas de sueño por la noche y una buena comida completa para alimentarlos, luego se dividieron en dos grupos, el primero de los cuales solo recibió 5 horas de sueño, los miembros de este grupo gastaron más energía permanecieron despiertos y comenzaron a comer en exceso a la hora de la comida. Piénsalo la próxima vez que decidas quedarte despierto hasta tarde y mirar televisión o navegar en la web.

¿Cuál Es La Clave Para Perder Peso De Forma Saludable?

Por lo tanto, a estas alturas debe estar preguntándose: "¿Qué hay en el mundo Los alimentos más saludables que los hicieron tan efectivos para producir pérdida de peso duradera, salud vibrante y energía para los lectores que compartió sus historias de éxito? "

De hecho, es simple. Los alimentos más saludables del mundo son ricos en nutrientes alimentos. Creo que este es el secreto de por qué los lectores estaban perdiendo peso: la amplia variedad y cantidad de nutrientes que aportan estos alimentos por la pequeña cantidad de calorías que contienen (a lo que me refiero como

"Riqueza de nutrientes").

Los alimentos más saludables del mundo ricos en nutrientes = máximo de nutrientes Calorías mínimas

La clasificación de un alimento como rico en nutrientes refleja su capacidad para aportan una gran cantidad de nutrientes (vitaminas, minerales, fitonutrientes, antioxidantes, fibra, proteína, ácidos grasos omega-3 y otros

Productos para adelgazar rápidamente.

En el afán de perder peso rápidamente, muchas veces buscamos productos o suplementos fantasmagóricos para adelgazar, que solucionen mágicamente el problema y te hagan perder peso sin tener que revisar tu dieta y hacer deporte.

Además, hay que ser precavido en este campo: el bricolaje, el boca a boca y similares están absolutamente prohibidos. El médico debe prescribir cualquier producto adelgazante, y sólo si éste lo considera necesario. Todo lo demás debe evitarse.

Dieta Cetogénica Recurrente

La Dieta Cetogénica Cíclica es incrementalmente adecuada para competidores de punta y levantadores de pesas. Se utiliza generalmente para los resultados de construir más músculos.

De todas maneras, hay una sólida inclinación para diferentes personas incluyendo algo de la relación músculo-grasa. Esto es porque no es nada desafiante entregarse al usar la Dieta Cetogénica Cíclica (CKD, por sus siglas en inglés).

En esta variación de la dieta cetogénica, el individuo sigue la dieta cetogénica por 5 o 6 días. La persona en cuestión luego se le permite comer mayores cantidades de carbohidratos por 1 o 2 días.

Como alerta, puede tomarle a un aprendiz casi tres semanas volver a la cetosis completamente si el individuo se empeña con el CKD. Requiere una responsabilidad genuino y niveles de ejercicio propulsados para completar un CKD efectivamente.

El punto de la Dieta Cetogénica Cíclica es cambiar la cetosis incidentalmente. Esta ventana ofrece al cuerpo la posibilidad de rellenar la medida de glucógeno en los músculos para empoderarlo para probar el siguiente ciclo de ejercicios extraordinarios.

De esta manera, tiene que haber un agotamiento completo del desarrollo de glucógeno resultante en medio de los ejercicios consiguientes para volver a la cetosis. Una vez de nuevo en la cetosis. La fuerza de tu actividad planeada subsecuentemente decidirá la medida de consumo de carbohidratos aumentada.

Qué Son La Fuentes De Vitamina ¿D?

Allá Son Dos Principal Fuentes De Vitamina D:

Eso es producido en nuestro piel por la efecto de UVB rayos de la sol.

Eso puede ser tomado con alimento. Él la mayoría importante alimento fuente es la corazón y hígado, cual nosotros llamar pescado y Organo carnes

Si nosotros asumir ese la vitamina D valor creado por la del sol rayos es 100 unidades, nosotros conseguir un cuarto de eso con alimento, eso es 25%. Como no es posible comer 500 g de hígado o pescado todos día, la la mayoría importante fuente es la sol.

Él sol es la vida, eso es salud, eso es un natural fuente de energía... yo pensar nosotros debería no ser temeroso de la sol. Él horas cuando los rayos del sol son más efectivos al mediodía; nuestra piel produce vitamina D la mayoría efectivamente cuando la largo de nuestro sombra es no más que la largo de nuestro altura. En este contexto, uno más punto necesidades para ser aclarado! Para ejemplo, en las grandes ciudades como como Estambul, Ankara e Izmir, donde aire contaminación es excesivo, arriba para 60% de UVB rayos son absorbido por partículas en la contaminado atmósfera, no materia qué tiempo de día eso es. En este caso, quedarse en la sol incluso en mediodía hace no ayudar mucho.

UVB rayos desde la sol hacer no aprobar a través de ¡Copa!

Intenso aire contaminación, me gusta Copa, bloques la beneficioso rayos del sol, por lo que los rayos UVB no pueden alcanzar nuestra piel y producir vitamina D.

Para este razón, 'temiendo insolación' en regiones y grande ciudades con alto aire contaminación es extremadamente equivocado y un grande ¡error! En hecho, nosotros debería ser temeroso de 'calor carrera'!
Este es por qué vistiendo un sombrero es peligroso, porque gente pierden su calor corporal de sus cabezas! Sentarse a la sombra

con la cabeza cubierta o caminar al sol puede provocar un golpe de calor, ya que aumentará la temperatura corporal, lo que es especialmente peligroso para niños y ancianos.

Métodos De Ayuno Intermitente

Existen diferentes enfoques para el ayuno intermitente, pero todos implican dividir el día o la semana en períodos de alimentación y ayuno.

Comes muy poco durante el ayuno.

Las técnicas más utilizadas son:

La técnica Lean gana, a menudo conocida como el método 16/8, requiere saltarse el desayuno y limitar su ventana de alimentación diaria a 8 horas, por ejemplo, después de la 1 a. m. a las 9 a. m. Usted ayuna durante 16 horas.

• Ayuno: Esto implica ayunar durante 24 horas una o dos veces por semana. Por ejemplo, puede pasar de cenar un día a cenar al día siguiente.

• Dieta 5:2: con este plan, usted come normalmente durante los 5 días restantes, mientras come 500-600 calorías en dos días de la semana.

Todas estas estrategias deberían ayudarlo a perder peso al reducir las bebidas ricas en calorías, siempre que no compense comiendo más cuando come.

El enfoque 16/8 generalmente se considera el más simple, el más duradero y el más viable. También es mi favorito.

¡Olvídate Del Modelo De Placa!

Dado que la obesidad se ha convertido en un problema público, las autoridades sanitarias han difundido información sobre la importancia de mantener el peso. El símbolo aburrido "Modelos de placas" nos molesta desde el jardín de infantes hasta los hogares de ancianos. Los observadores de peso y otros métodos de dieta tradicionales se enfocan en pesar, medir, contar y picar. Las personas gordas necesitan comer alimentos más magros. También es deprimente y poco científico, especialmente cuando sabes que nadie puede soportarlo. Vivo una vida así a largo plazo.

Este libro presenta un modelo que muestra por qué muchos de los viejos consejos son erróneos. Algunas cosas son simples e importantes, como por qué es mejor aprender la diferencia entre las calorías de los frijoles y las calorías de las papas que pesar los guisantes y las zanahorias. La situación se complica aún más al estudiar los efectos de varios nutrientes en el sistema de señalización del cerebro. Será un viaje al microcosmos molecular. En el sistema de recompensa del cerebro, hay sed de rodillas de coca. Solo trabajando con este superpoder interno puedes controlar tu peso. El sistema de recompensas es antiguo y se creó para un mundo donde la comida puede ser escasa. No se ve así en nuestro mundo. Muchas cosas han llevado a esto, incluida la industrialización de la agricultura, varios métodos de conservación de alimentos, el crecimiento de la riqueza y los cambios en la cultura alimentaria.

En segundo Caminar
este un ejercicio hacer dentro Rendimiento. Introducir, Qué Ahora acaricias el cuerpo con tus manos mentales. porque puedes hacerlo Imagine manos de cualquier longitud, luego se pueden sostener de la cabeza a la piernas y elimina del cuerpo, capa por capa, cualquier exceso que se haya acumulado a lo largo de los años La vida. A varios repeticiones Este ejercicios, aparecerá Sentimiento, Qué desde el fondo suave superfluo kilogramo aparece Joven, delgada, apretado Cuerpo. Años La vida, enfatizar y hipodinamia oculto el suyo dentro cuartos de almacenamiento subconsciente.

Esta técnica no garantiza la eliminación rápida (en uno o dos días) de exceso de grasa Desde un punto de vista fisiológico, es incluso perjudicial. Imagínese lo que le sucede a la piel cuando toda la grasa que se encuentra debajo se elimina de una vez. Se hundirá con un paño suave. Y con la pérdida de peso gradual, también lo hace la piel. se tira hacia abajo en proporción al "derretimiento" de la capa de grasa y persiste suave sin que Doblar y esguinces Importante entonces, Qué un ejercicio daré inicio estrujar proceso interno Correcciones. Tú Seréis hacer Este Recepción, y sentimiento Joven adaptar cuerpo llamará alegría interior. El subconsciente percibe tu deseo de deshacerte la obesidad, como acciones y reacciones orientadas al placer cuidando. y Ella, experimentado sentimiento facilitar y frescura sí verdaderamente estas cruzando Placer.

creación los sentidos Placer importante Porque, Qué a subconsciente propia lógica, muchas veces incomprensible para nosotros, que conduce a lo inexplicable reacciones y hechos. A Ejemplo yo diré real Ocurrencia.

¿POR QUÉ?

Ahora, antes de que hagas algo, necesitas entender porqué mantienes esa parte de ti contigo. Sabes que eso no te está ayudando a convertirte en una mejor persona, sabes que te arrastrando hacia la depresión, entonces ¿por qué la has estado cargado a cuestas durante todos estos años? La respuesta es: el miedo y el hábito.

Tienes miedo de dejar ir ese dolor. Es tan familiar para ti que piensas que liberarlo te haría perder una parte importante de ti misma. Y es que has estado viviendo con esa parte de ti por muchos años, así que ¿cómo podrías vivir sin ella ahora? Pues, es ese fuerte miedo a lo desconocido quien esta hablando. Quizás te preguntes entonces, ¿cómo afronto estos miedos? ¿Cómo cambio? De esto se trata este libro, y todos los trucos y herramientas los encontrarás en los próximos capítulos.

Primero, necesitas entender de dónde viene tu dolor, y segundo, necesitas reconocer y decidir que permanecer en estado de víctima es más doloroso que dejar de serlo. Me tomó años llegar a donde tu estás en este momento. Ahora sientes que has llegado al punto en donde eres lo suficientemente fuerte para hacerlo, así que, hagámoslo. Un paso a la vez. No olvides que tu meta es dejar ir el dolor que tienes asociado a esa parte de ti que está estancada en el tiempo; esa parte que te hace vivir los acontecimientos de tu presente a través del dolor del pasado.

Para poder dejar ir esa parte de ti, de forma adecuada, tienes que hacerlo con amor, perdón y ternura, pero también con fortaleza: no tienes otra opción que dejar ir.

Esa parte de ti luchará por quedarse. Tienes que estar 100% comprometida con dejar ir el dolor. Tu meta de estar en paz con la comida, de no reprimir tus emociones y tener éxito en lucir y sentirte fantástica, no sucederá, nunca sucederá definitivamente, a menos que liberes esa parte de ti que está herida. Esta es la razón por la que tienes que estar 100% comprometida. La vida sabe que te estás preparando para este gran desafío, así que te dará un montón de oportunidades para poner a prueba tu resolución. Te lanzará todo lo que tenga a su alcance para ver si estás lista para tener éxito.

¡Comer sano te permite lidiar mejor con la tensión! La tensión puede afectar su bienestar. Es un hecho. Sin embargo, al comer bien y cuidarse, puede reducir esa tensión a un nivel manejable y aumentar su productividad y disfrute de la vida. Al hacer una lista de prioridades saludables y apegarse a ella, puede ganar más, vivir mejor y vivir más. Su mayor productividad ahora pagará grandes dividendos cuando llegue el momento de elegir cómo desea vivir el resto de su vida.

Puede mejorar la calidad general de su vida simplemente consumiendo alimentos saludables.

Capítulo 5: Rediseñe Su Forma De Pensar Con Respecto Al Tamaño De Las Porciones

Sinopsis

En la pérdida de peso, es esencial comer el tamaño correcto de la porción. Sin embargo, muchas personas que están tratando de perder peso tienen dificultades para controlar el tamaño de las porciones de alimentos. Bueno, es muy difícil al principio. Pero, una vez que hayas aprendido a controlarlo, podrás realizar algunos cambios en tu forma de comer y te permitirá pensar en las porciones de comida como una herramienta para adelgazar con éxito y comer de forma más saludable.

Puede ser imposible medir cada bocado que pasa por sus labios. Sin embargo, es una gran idea comenzar a medir las bebidas y los alimentos hasta que tenga la sensación de considerar el tamaño correcto de las porciones para perder peso.

Con los millones de alimentos que existen, es posible que se sorprenda de que una o dos porciones puedan marcar la diferencia. Por lo tanto, aprenda a reprogramar su mente sobre el tamaño de las porciones, ya que esto puede jugar un papel muy importante en la pérdida de peso.

Ejercicio Para Bajar De Peso

Hay dos cosas que debes hacer para adelgazar y una de esas ya la tenemos cubierto bastante extensamente y eso es comer bien y llenar su cuerpo con agua buena y limpia.

La otra cosa que tienes que hacer es poner tu cuerpo en movimiento. No tienes que comprar un gimnasio con una membresía para hacer ejercicio. De hecho, hay varias cosas que puede hacer a diario que ayudará a que su cuerpo comience a perder peso y hay varios ejercicios que puede hacer en el tuyo para bajar de peso.

CONSEJO #52: Cuando comience a hacer ejercicio, ya sea en casa o en un gimnasio, no se desanime si no ves los resultados de inmediato. Lleva más de una semana poner su cuerpo en forma y empezar a progresar. Mucha gente comete el error de creer que su ejercicio no es trabajando cuando solo toma un poco de tiempo.

Si presiona demasiado a su cuerpo cuando comienza a hacer ejercicio por primera vez, puede terminar con lesiones en tus huesos, articulaciones y ligamentos no están preparados para el esfuerzo que estás realizando. No pienses que si realmente te esfuerzas mucho por unos cuantos entrenamientos, perderás dinero, lamentablemente el cuerpo no funciona así. Lento y constante gana la carrera cuando viene a hacer ejercicio.

Merienda De La Tarde

•Los niveles de glucosa en su cuerpo ahora se están deteriorando.

•Con unas pocas horas de ayuno leve, su músculo vuelve a estar en un estado metabólico.

En este momento, su meta metabólica es nivelar gradualmente su glucosa y evitar que los músculos se catabolicen.

Para hacer esto: Simplemente elija un refrigerio que sea suficiente para mantenerse lleno hasta la cena.

Consuma proteínas que se absorben lentamente, como huevos cocidos. En cuanto a los carbohidratos, elija los que sean bajos en azúcar, pero densos en calorías.

Andar en bicicleta es otra actividad agradable que puede disfrutar toda la familia.

- Si recuerda, tenía una pelota montada en bicicleta y también lo hizo su hijo. Este ejercicio será uno de los más fáciles de convertir en un hábito tanto para usted como para su descendencia.

- No pasa mucho tiempo antes de que se convierta en un gran hábito para ambos.

- Uno de los beneficios reales de andar en bicicleta es la forma en que ayudará a perder esos kilos de más.

- Pero la forma en que ayudará a reconstruir la forma general de sus cuerpos lo dejará boquiabierto. Tanto usted como su adolescente notarán que tiene piernas bien formadas y un trasero más firme.

- Además, ayudará a mantener su ritmo cardíaco alto, lo que beneficiará a todo su cuerpo con oxígeno adicional.

www.ingramcontent.com/pod-product-compliance
Lightning Source LLC
LaVergne TN
LVHW011736060526
838200LV00051B/3183